AF457242

48

Lb 652.

RÉFLEXIONS

SUR

LES ÉLECTIONS,

ET SUR

LES PRINCIPES DU SYSTÈME ÉLECTORAL.

RÉFLEXIONS
SUR
LES ÉLECTIONS,
ET SUR
LES PRINCIPES DU SYSTÊME ÉLECTORAL.

PAR UN ÉLECTEUR DU DÉPARTEMENT DE LA SEINE.

In medio virtus : sunt certi denique fines
Quos ultrà citràque nequit consistere rectum.
HORAT.

BIBLIOTHÈQUE ROYALE

A PARIS,
DE L'IMPRIMERIE DE FIRMIN DIDOT,
IMPRIMEUR DU ROI, ET DE L'INSTITUT,
RUE JACOB, N° 24.

1816.

RÉFLEXIONS

SUR

LES ÉLECTIONS,

ET SUR

LES PRINCIPES DU SYSTÈME ÉLECTORAL.

Au moment où les Colléges électoraux sont convoqués pour choisir les députés des départements, des vues de bien public vont nous dicter quelques réflexions sur les principes qui doivent diriger les électeurs, sur les rapports des députés avec leurs commettants et avec le systême de gouvernement proclamé par la charte de 1814. Et, comme dans l'état des choses, l'organisation des colléges électoraux n'est conservée que provisoirement, nous développerons les principes sur lesquels le systême électoral devrait être reconstruit.

Réflexions sur les Élections.

Ouvrons la Charte, qui a reconstitué, il y a deux ans, le droit public du royaume. Nous y voyons en propres termes que notre gouvernement se compose de trois pouvoirs totalement distincts dans leur essence, totalement confondus dans leur action. Le Roi, la chambre des Pairs, et la chambre des Députés des départements, ont une volonté particulière pour délibérer : le Roi seul a une volonté pour agir, et une autorité pour gouverner selon les lois du royaume.

Le Roi, chef suprême de l'État, exerce son pouvoir royal par l'intermédiaire de ministres responsables. Mais sa personne inviolable et sacrée est au-dessus de l'équilibre des pouvoirs ; il ne livre à l'opinion publique que les ministres. Le Roi est l'emblême de l'union et le garant de la durée du corps social.

La chambre des Pairs est, par son essence, un pouvoir aristocratique. Elle trouve dans cette essence même deux mobiles bien distincts : le premier, qui la porte sans cesse à conserver ce qui existe, tantôt en affermissant et en tempérant le pouvoir royal, tantôt en contenant et en éclairant à-propos le pouvoir démocratique ; le second, qui la rend le soutien permanent des intérêts de la noblesse, et qui lui impose l'obligation de représenter la partie de la nation qui se distingue par les titres, par les rangs, et par l'illustration et la notabilité.

La chambre des Députés, il faut en convenir, est d'une essence purement *démocratique*, c'est-à-dire, qu'elle représente les intérêts du peuple, et la part de pouvoir que le peuple est admis à prendre dans la puissance législative. Ce mot n'a plus rien d'effrayant ; car les choses n'ont de danger que lorsqu'elles ne sont pas à leur place. Ce pouvoir démocratique tout seul tendrait inévitablement à la république ; ce même pouvoir à côté de la chambre des Pairs et au-dessous du Roi, donne naissance à la monarchie représentative et constitutionnelle que notre Charte a proclamée. C'est dans le gouvernement un élément indispensable et un poids salutaire. Sans lui la loi ne saurait être formée, sans lui surtout on ne pourrait établir les dépenses, ni percevoir les impôts ; car la première condition d'une monarchie constitutionnelle, c'est que le peuple ne paie rien que de son libre consentement.

C'est donc pour représenter et pour défendre les intérêts du peuple, et participer en son nom à la puissance législative, que la chambre des Députés est instituée. Dans l'état de la civilisation moderne, les champs de Mars et de Mai ne pouvaient être de saison. A mesure que les communautés ont été affranchies, il a fallu inventer une nouvelle forme pour exprimer les vœux de tous par l'organe d'un petit nombre. On a admis en principe la faculté de déléguer et de faire représenter un pouvoir que tout un peuple ne pouvait exercer à-la-fois. De là, pendant long-temps, les députés que les communes ont envoyés aux états-généraux, et aujourd'hui les députés des départements. La Charte constate que le droit d'élire des députés est acquis au peuple depuis les champs de Mars et de Mai, et depuis les premiers affranchissements des communes. Tous les procès-verbaux des états-généraux constatent que les députés des trois ordres étaient censés *avoir reçu leurs pouvoirs de ceux qui les avaient élus et commis* (1).

Certes, ce n'est pas pour nous faire rétrograder que le Roi nous a donné la Charte de 1814 ! Le Roi a voulu par cette Charte *mettre notre droit public et nos institutions politiques en harmonie avec les progrès toujours croissants des lumières, avec les rapports nouveaux que ces lumières ont introduits, avec la direction imprimée aux esprits depuis un demi-siècle, et enfin avec le vœu de tous les Français, fondé sur un besoin réel. C'est dans le caractère français et dans les monuments vénérables des siècles passés que le Roi a puisé les principes de cette Charte. Il a renouvelé la pairie comme une institution nationale qui rattache les temps anciens avec les temps modernes. Il a remplacé par la chambre des Députés des départements ces anciennes assemblées des champs de Mars et de Mai et ces chambres du tiers-état, qui ont si souvent donné des preuves tout à-la-fois de zèle pour les intérêts du peuple, de fidélité et de respect pour l'autorité des Rois....*

Ainsi donc, le droit moderne expliqué par le droit ancien et le droit ancien consacré par le droit moderne, attestent d'une manière bien évidente que la chambre des députés, a été instituée pour représenter

(1) Mounier, États-généraux.

le pouvoir du peuple par l'intermédiaire de *mandataires élus et commis*, par lui.

Si nous tenons tant à développer un principe si clair, c'est qu'on a voulu établir une doctrine bien dangereuse sur cette matière, et qui serait subversive de nos droits et du gouvernement constitutionnel. On a prétendu « que les députés ne sont point élus « par les départements, mais par des colléges électo- « raux *déterminés;* que le mot de représentation n'est « qu'une métaphore, puisque la représentation sup- « pose un mandat sur un objet déterminé, et qu'enfin, « pour que les députés fussent *des mandataires,* il fau- « drait que, pour chaque proposition faite à l'assem- « blée, il y eût un mandat particulier (1). »

Ce système ne tendrait à rien moins qu'à constituer, dans un état où tous les citoyens sont égaux devant la loi, et où il n'y a point de priviléges, une corporation toute nouvelle, composée des membres des colléges *déterminés* des départements et des députés de ces colléges à la chambre; au moyen de quoi les intérêts et les opinions du peuple seraient représentés sans l'intermission du peuple, ou plutôt il n'y aurait de représenté que les intérêts et les opinions de la nouvelle corporation. Nous demandons dans quels temps et dans quelles institutions on a trouvé les traces et le fondement d'un droit pareil, et si c'est dans la Charte même qu'on peut chercher une explication subversive de la Charte. Si la Charte avait voulu éta-

(1) Séance de la chambre des Députés du 24 février 1816.

blir deux chambres des pairs, une héréditaire et l'autre élective, en aurait-elle fait mystère? Si elle avait voulu mettre entre la nation et le Roi l'intermédiaire d'une corporation privilégiée, aurait elle consacré l'abolition de tous les priviléges, et déclaré que la noblesse n'avait que des titres et des honneurs?

Les commettants ne remettent plus, il est vrai, comme autrefois, des cahiers et des instructions à leurs mandataires : mais s'ensuit-il que le peuple n'ait plus le droit de commettre son pouvoir à ses représentans? Les cahiers, les instructions et les mandats étaient en usage à une époque où l'imperfection des institutions politiques rendait cette précaution nécessaire; il fallait tout prévoir, parce que rien n'était prévu; que le pouvoir des états-généraux eux-mêmes était incertain et irrégulier, et que les prétentions et les droits des différentes provinces et des divers ordres jetaient partout de la confusion. Les choses sont bien changées aujourd'hui! L'exercice de chaque pouvoir et la formation de la loi sont tellement réglés par la Charte, que la précaution du mandat est devenue inutile; ce mandat est sous-entendu par les dispositions mêmes de la Charte; les commettants savent pourquoi ils députent, et les députés savent pourquoi ils sont commis; la liberté de la presse et la publicité des discussions complètent l'entente entre les uns et les autres. Le droit de commettre s'est tellement simplifié, qu'il est représenté par le droit d'élire; sans l'élection libre du peuple, les députés ne pourraient pas plus exercer le ministère de mandataires du peuple, qu'un général n'aurait de commandement d'armée sans le brevet du Roi. Si les députés n'étaient pas les mandataires et les représentants du peuple, les engagements que contracterait la chambre ne seraient point obligatoires pour le peuple; car, pour contracter pour quelqu'un, il faut être son fondé de pouvoir. Enfin, attaquer et nier la représentation du peuple dans la chambre des Députés des départements, c'est dépouiller les lois de la partie la plus essentielle de leur autorité, et mettre imprudemment la force où les lois ne sont pas.

L'élection est donc un véritable mandat dont les dispositions de détail sont consignées dans la Charte; et d'après tout ce que nous venons de dire, on voit que ce n'est pas un acte de peu d'importance et qui doive être traité avec négligence et avec légèreté. Si les députés sont élus avec discernement et de manière à représenter exactement les intérêts et les vœux du peuple, le peuple se soumettra facilement aux lois que les mandataires auront consenties, et le gouvernement obtiendra tous les moyens nécessaires pour opérer le bien public. Il faut le dire, l'insouciance de quelques électeurs seconde merveilleusement dans les colléges les intrigues de l'ambition et les menées de l'esprit de parti. Il en est qui viennent dans les colléges, et qui donnent leur voix au premier qui la demande, sans s'informer si le candidat possède les vertus, les connaissances, et s'il a les principes nécessaires pour bien remplir sa mission. D'autres oublient que l'intérêt particulier est essentiellement attaché à l'intérêt général. Ils se plaignent des députés quand ils sont élus, et ne veulent pas se donner la peine d'aller les élire. On jouit de sa liberté, des biens qu'on possède, et du repos ; cela est doux, et on s'endort. On n'assiste pas aux assemblées, et des députés n'en vont pas moins statuer sur nos personnes et sur nos propriétés. Le meilleur moyen de prévenir bien des maux serait que les électeurs, se souvenant du devoir sacré que les assemblées primaires leur ont confié, voulussent se rendre exactement dans les colléges, et n'en sortir, quoi qu'il arrive, qu'après avoir élu tous les députés.

Mais examinons un peu plus attentivement quels sont les principes qu'il faut suivre pour faire de bons choix, c'est-à-dire, pour avoir des députés dont les opinions répondent à la nature des intérêts qu'ils doivent représenter. La Charte est toujours là pour nous servir de guide : *Elle a remplacé les anciennes chambres du tiers-état par la chambre des Députés des départements.* Il est donc évident que c'est dans le tiers-état qu'il faut prendre les députés du peuple.

Si une pareille autorité, si un principe aussi clairement exprimé avait besoin de développement, on pourrait encore aller chercher des exemples dans le droit ancien. Voyons dans les états-généraux du royaume quel était le rapport des députés du tiers-état avec ceux des deux autres ordres.

Aux états de la *Languedoïl*, tenus en octobre 1356,

il y eut quatre cents députés des bonnes villes, et autant de députés des deux autres ordres ensemble (1).

Aux états de 1576, le clergé eut cent quatre, la noblesse soixante-douze, et le tiers-état cent cinquante députés.

Aux états de 1588, le clergé eut cent trente-quatre, la noblesse cent quatre, et le tiers-état cent quatre-vingt-onze députés, sans ceux, dit la chronique, qui sont arrivés depuis la première et la seconde séance.

Aux états-généraux de 1614, le clergé eut cent quarante, la noblesse cent trente-deux, et le tiers-état cent quatre-vingt-douze députés. Et il faut remarquer que, dans trente-sept baillages, le nombre des députés du tiers-état fut égal ou supérieur au nombre des députés réunis des deux autres ordres (2).

Enfin, aux états-généraux de 1789, le nombre des députés des trois ordres réunis fut fixé à mille, dont moitié appartenait au tiers-état. Le roi fut guidé dans cette décision « par des principes d'équité « qui exigeaient que les quatre-vingt-dix-neuf centièmes de la nation fussent au moins représentés « comme le centième restant composé de privilégiés, « nobles ou clercs. Le conseil s'étaya à ce sujet de « l'avis de la minorité de l'assemblée des notables; « de l'opinion d'un grand nombre de gentilshommes; « du vœu des trois ordres du Dauphiné; de la demande formée par diverses commissions ou bureaux

(1) Mounier, États-généraux, p. 35.

(2) Necker, Révolution française, p. 95, t. I.

« des assemblées provinciales ; de l'usage des états de « Languedoc, de Provence, et du Hainaut, où le « tiers-état était admis en nombre égal aux deux « autres ordres ensemble ; enfin, par-dessus tout, « des adresses sans nombre des villes et des com- « munes du royaume et du vœu public du tiers- « état (1). »

Nous n'omettrons pas de faire remarquer que le Roi auquel nous devons la Charte constitutionnelle était alors premier prince du sang, et influa beaucoup par son opinion dans la détermination qui fut prise d'accorder au tiers-état autant de députés qu'aux deux autres ordres ensemble. Il déclara dans l'assemblée des notables qu'il croyait cette mesure juste et raisonnable (2). Depuis ce temps, ces principes n'ont pas changé, et il a accordé au peuple *la chambre des Députés des départements à la place des anciennes chambres du tiers-état.*

A cette même époque on agita la question de savoir si chaque ordre serait astreint à ne choisir des députés que dans son ordre. Les lettres de convocations ayant de tous les temps porté *un de chaque ordre*, annonçaient, par ces expressions, que les députés choisis par chaque ordre devaient en faire partie. « La plus grande partie du tiers-état, dit le « rapport qui précède le résultat du conseil du 27

(1) Résultat du conseil du roi du 27 septembre 1788, et rapport à la suite.

(2) Necker, Révolution française, p. 114, t. I.

« décembre 1788, desire que ses députés soient néces-
« sairement pris dans son ordre; mais si les électeurs,
« dans quelque bailliage, pensaient différemment, et
« préféraient pour leur *représentant* un membre de la
« noblesse, ce serait peut-être aller bien loin que de
« s'élever contre une pareille nomination, du mo-
« ment qu'elle serait l'effet d'un choix parfaitement
« libre. Le tiers-état doit considérer que les nobles
« choisis par lui pour ses représentants ne pour-
« raient abandonner ses intérêts sans s'avilir; qu'il
« est dans la noblesse plusieurs personnes aussi zélées
« pour la cause du tiers-état, et aussi habiles à la dé-
« fendre que les députés choisis dans ce dernier ordre.
« Peut-être aussi que, dans le moment où la noblesse
« et le clergé paraissent véritablement disposés à re-
« noncer aux priviléges pécuniaires dont ils jouissent,
« il y aurait quelque convenance de la part du tiers-
« état à ne pas excéder les bornes raisonnables de la
« défiance et à voir ainsi sans regret l'admission de
« quelques gentilshommes dans son ordre, si cette
« admission avait toujours lieu par l'effet d'un choix
« parfaitement libre. On peut ajouter qu'au milieu
« des mœurs françaises, ce mélange dans une propor-
« tion mesurée aurait des avantages pour le tiers-état,
« et ce serait peut-être le premier principe d'une
« union d'intérêt si nécessaire. » On se borna cependant à ce simple avertissement sans rien changer à
l'ancien usage, et si le tiers-état élut à cette époque
un certain nombre de gentilshommes, c'est qu'il
voulut bien s'en écarter.

Mais, dira-t-on, depuis qu'il n'existe plus ni états-généraux ni droits féodaux, ni assemblées ecclésiastiques, ni parlement, le tiers-état s'est tellement étendu qu'à l'exception du Roi et de la chambre des pairs il embrasse de fait la nation tout entière; et il faut bien que la noblesse trouve sa place dans la nation!

Il serait injuste, après la citation que nous venons de faire, de nous accuser de méconnaître cette vérité et de prêcher la doctrine de l'exclusion des nobles au droit d'éligibilité à la chambre des députés des départements. Nous nous bornons seulement à prêcher contre la doctrine de l'exclusion du tiers-état. Certes ce ne sont pas les membres des communes qui ont jamais repoussé de leur sein la noblesse et le clergé. Les communes n'ont eu pour s'agrandir ni la puissance du glaive, ni la terreur des anathêmes; et si le tiers-état est devenu avec le temps la nation presque tout entière, c'est la Providence qui l'a voulu, et le besoin que nos rois ont eu d'avoir des sujets à opposer à des vassaux pour reconquérir leur souveraineté presque détruite par l'esclavage du peuple.

Oui, la noblesse et le clergé font partie maintenant de ce tiers-état devenu toute la nation; mais ce n'est pas comme noble ou comme clerc, c'est comme Français jouissant des droits de citoyen tels qu'ils sont définis par nos lois. Mais, dans ce cas, si sur vingt-cinq millions de Français il y a bien deux cent cinquante mille nobles, il paraîtrait assez juste que la nation fût représentée dans la chambre, par rapport aux citoyens nobles qu'elle renferme dans son sein, comme 99 est à 1; c'est-à-dire que sur cent députés il y en eût quatre-vingts-dix-neuf élus parmi les simples citoyens, et un élu parmi les *citoyens nobles* (1).

Car, observons bien que les nobles sont tout-à-la-fois *et citoyens et nobles*; que sous ce dernier rapport ils ne laissent pas que de faire, par leurs titres, par leurs rangs, par leurs honneurs, et sur-tout par leurs souvenirs, une classe de citoyens particulière qui a des intérêts qui ne sont point en commun avec les autres citoyens. Qu'arriverait-il donc si l'on composait en totalité, ou simplement en majorité, la chambre des députés de comtes, de marquis et de barons? nous verrions la chambre, malgré les vertus privées de ses membres, entraînée par la nature des choses à ne prendre en considération que les intérêts de la corporation et oublier totalement ceux du peuple. La noblesse jouirait d'une double représentation; nous aurions une chambre des pairs héréditaire et une chambre des pairs élective; et le tiers-état, c'est-à-dire la presque totalité de la nation, ce tiers-état par lequel (on ne saurait trop le répéter) la chambre des députés a été instituée par la Charte, ne serait, par le fait, représentée nulle part.

Nous n'ignorons pas qu'il existe plusieurs personnes recommandables qui pensent qu'il n'y a que le clergé

(1) Voir la citation que nous avons faite du résultat du conseil de 1788.

et la noblesse qui soient capables de se mêler des affaires de l'état, et qui puissent être les appuis du trône constitutionnel et légitime. Mais pourquoi la Charte a-t-elle été faite ? n'est-ce pas en grande partie pour défendre la nation contre les prétentions renaissantes des ordres privilégiés ? convient-il de confier le dépôt de la Charte entre les mains de ceux qui sont le plus intéressés à la détruire ? d'ailleurs est-il raisonnable de frapper ainsi d'incapacité la majorité de la nation, et peut-on accuser le tiers-état de manquer de zèle ou d'avoir un zèle dangereux ? L'histoire de la maison de Guise et des troubles de la ligue, n'atteste-t-elle pas que la doctrine contraire à la légitimité est venue de bien autre part que de ce tiers-état qu'on accuse ? et dans les états-généraux de 1614, où ce tiers-état fut si méprisé, n'est-ce pas lui seul qui défendit les droits du trône, l'indépendance de nos rois et les libertés de la France contre les ambitieuses prétentions de la cour de Rome ! faut-il en récompense l'exclure de la chambre qui lui appartient de droit, ou l'y réduire à une minorité inconstitutionnelle ?

Nous croyons au contraire, pour que la balance des pouvoirs qui composent la monarchie constitutionnelle soit bien établie, qu'il est convenable de n'admettre la noblesse dans la chambre des députés qu'avec autant de mesure que le tiers-état doit être admis dans la chambre des Pairs. Chaque chose à sa place, et tout ira bien. Qu'on ôte la chambre des pairs, nous tombons dans la république ; qu'on annulle la représentation du peuple dans la chambre des députés, nous tombons dans l'aristocratie. Tâchons de ne pas nous en tirer par le despotisme : il n'est ni du caractère du Roi, ni des principes de la Charte, de le permettre; et le remède serait encore pire que le mal.

Pour nous, nous pensons qu'il est un moyen certain d'éviter tous ces extrêmes ; c'est de faire des choix conformes aux distinctions que nous venons d'établir. N'excluons personne, mais choisissons, dans l'esprit de la Charte et de notre ancien droit, les députés du peuple parmi les simples citoyens : n'avons-nous pas parmi eux des propriétaires, des négociants, dont l'instruction, la droiture, la bonne foi et le bon sens, sont constatés par l'estime publique ! ce sont les mandataires du peuple les plus aptes, par leur nature, à représenter les intérêts et les vœux du peuple : il nous paraît convenable qu'ils composent la majorité des députés. Mais gardons-nous d'exclure ni le citoyen noble, parce que les intérêts de corps sont différents sûr certains points de ceux de leurs commettants, ni le citoyen salarié par l'État, parce que nous le jugeons naturellement enclin à apercevoir, avec une certaine difficulté, la possibilité de restreindre les dépenses et de diminuer les impôts ; la véritable vertu fait triompher les devoirs des préjugés, des rangs, et des états ; sachons la découvrir par-tout où elle est, et la revêtir de nos droits avec confiance.

C'est par des élections dirigées sur ces principes que, chaque partie de la puissance législative étant mise à sa véritable place et composée des éléments qui lui sont propres, nous verrons se former des lois conformes au bien public, pleines de vigueur et de force, devant lesquelles le peuple sera toujours obéissant, et au moyen desquelles le gouvernement rétablira la prospérité du royaume.

Réflexions sur les principes du système électoral.

La grande question de l'organisation des colléges électoraux se lie avec les réflexions que nous venons de faire ; car ces colléges, tels qu'ils sont constitués aujourd'hui, offrent des vices que notre Charte constitutionnelle et notre droit public n'ont pu tolérer que provisoirement.

La chambre des députés, dit l'article 35 de la Charte, sera composée des députés élus *par les colléges électoraux dont l'organisation sera réglée par des lois.* La question est donc entière sur le systême électoral ; il ne s'agit point de régler par des lois l'organisation des colléges électoraux qui existent, mais d'organiser des colléges électoraux tels qu'ils doivent l'être pour élire les députés des départements.

Nous avons vu que le Roi avait *remplacé par la chambre des députés des départements les anciennes assemblées des champs de mars et de mai et les chambres du tiers-état* ; nous rappellerons que l'article 15 de la Charte dit : « La puissance législative s'exerce collec- « tivement par le Roi, la chambre des pairs, et la « chambre des députés des départemens. » Tout le monde ne peut qu'être d'accord sur des dispositions aussi positives ; il ne s'agit que de mettre de la bonne foi et de la vérité dans leurs interprétations ; c'est ce que nous allons faire, en développant rapidement les principes d'un bon système électoral.

Premier principe. Il faut que le système électoral soit organisé de telle sorte, que les députés élus représentent à la chambre les départements qui les ont élus.

Ce principe est une conséquence de la charte, qui veut que la chambre des députés se compose des députés *des départements*. Or, en quoi consiste un département ? C'est une certaine étendue de territoire qui comprend une certaine masse de population, et qui renferme une certaine masse de richesses. Il faut donc que les députés représentent l'ensemble du territoire de la population et de la richesse de chaque département ; mais la solution de ce problême dépend, 1° du nombre de députés dont se compose la chambre ; 2° de la nature de leurs principes ; 3° des règles auxquelles seront soumises les élections.

Il est bien certain que si le nombre total des députés dont doit se composer la chambre est trop restreint, il sera difficile que la répartition qui en sera faite fournisse à chaque département les moyens d'être exactement représenté. Il y a un certain rapport à saisir entre les intérêts et les opinions d'un département, et le nombre des députés nécessaire pour que ces intérêts et ces opinions soient fidélement représentés. On ne rencontre que fort rarement ces hommes vertueux qui mettent leurs devoirs au-dessus des préjugés des rangs et des états : la prudence exige que les députés soient choisis de manière à ce que chaque nature d'intérêts ait son représentant : comment faire si le nombre de députés assigné à chaque département est trop petit ? On est obligé d'opter, de ne faire représenter qu'une partie des intérêts et des opinions, et de se priver par-là de la force, qui serait le résultat d'une représentation complète.

Le tiers-état eut, en 1789, cinq cents députés aux états-généraux, et à cette époque le clergé et la noblesse avaient leurs députés à part. En 1791, la représentation nationale fut portée à sept cent quarante-cinq députés, lesquels furent répartis entre les quatre-vingt-trois départements qui existaient alors, dans la proportion de deux cent quarante-sept pour le territoire, de deux cent quarante-neuf pour la population, et de deux cent quarante-neuf pour la contribution directe : à cette époque il n'y avait malheureusement pas de chambre des pairs. En 1799, la représentation nationale se composa de deux chambres distinctes ; l'une, appelée Tribunat, fut composée de cent membres, et eut dans ses attributious la discussion des projets de lois ; l'autre, nommée Corps législatif, fut composée de trois cents membres, et chargée d'entendre les débats des orateurs du conseil d'état et du tribunat, et de statuer sur les projets de lois sans délibération et au scrutin secret. Les trois cents membres du corps législatif furent donc alors répartis dans les quatre-vingt-dix-neuf départements, selon les bases du territoire, de la population et des richesses; et les choses en étaient sur ce pied quand la charte nous fut donnée, et qu'elle décida (art. 36) que chaque département aurait le même nombre de députés qu'il avait eu jusqu'alors, c'est-à-dire, environ deux cent cinquante-huit, d'après l'état actuel de notre territoire.

Le ministère ne tarda pas à sentir que ce petit nombre de députés ne pouvait suffire pour que la nation fût convenablement représentée; et en attendant qu'une loi vînt statuer sur cette matière, une ordonnance du 13 juillet 1815 porta le nombre des députés à quatre cent deux.

Mais on dira, peut-être, à quoi bon toutescès citations? En juillet 1815, le ministère était convaincu que le vœu bien connu de la nation était que le nombre des députés fût augmenté; un autre ministère trouve, en septembre 1816, que le vœu de tous les Français s'accorde à ne point desirer d'augmentation: la question est décidée, le nombre des députés est fixé à deux cent cinquante-huit, et il est inutile de faire à ce sujet de nouvelles observations, puisque le Roi a rendu une ordonnance par laquelle il déclare ne rien changer aux dispositions de la Charte à ce sujet.

Mais ce n'est pas seulement nous qui parlons, ce sont les choses elles-mêmes; et, quand nous garderions le silence, les choses n'en parleraient pas moins. Si le danger d'innover est à côté de l'avantage d'améliorer, jamais il n'y eut de circonstance où il fut plus pressant de le faire remarquer. Comment ne s'apperçoit-on pas qu'on prend le change, et qu'en maintenant le nombre des députés à deux cent cinquante-huit, on ne s'étaie de la Charte même que pour consacrer une véritable innovation ? Car, de quelle manière ce nombre a-t-il été réduit si bas ? De tous les temps, nous venons de le voir, le nombre des députés avait été beaucoup plus considérable. Napoléon arrive ; il supprime, de son autorité arbitraire, le tribunat ; la représentation nationale se voit enlever cent membres, et se trouve, par ce coup d'état, réduite à deux cent cinquante-huit députés ; n'est-ce pas une véritable innovation ?

On a été mécontent de l'essai qu'on a fait l'année passée en portant le nombre des députés à quatre cent deux ; mais, en vérité, ce n'est point le nombre des députés qui a été cause du peu de succès des dispositions qu'on avait prises ; on n'a qu'à lire la liste des députés, et l'on verra que la chambre, par sa composition, était beaucoup plus une représentation de la noblesse de France, que celle de la nation toute entière ; et il faut convenir que ce résultat était impossible à éviter avec les colléges électoraux tels qu'ils ont été provisoirement conservés ; c'est donc le système électoral qu'il faut accuser de tous les inconvénients passés et à venir.

Nous ne pouvons donc considérer que comme une mesure de circonstance, celle qui ramène le nombre des députés des départements à deux cent cinquante-huit. Nous comprenons parfaitement que, dans une famille, c'est peut-être un bien de punir le fils cadet des fautes de l'aîné ; mais il faut faire attention seulement que celui-ci ne soit pas tout-à-fait incorrigible, car ce serait alors être injuste à pure perte. Nous pensons donc que tôt ou tard la représentation nationale doit être augmentée, et nous croyons que, pour que le nombre des députés soit en rapport avec les bases de la représentation, il faudrait le rétablir à cinq cents, comme il était avant la révolution, et avant que le clergé et la noblesse concourussent aux élections avec le tiers-état.

Quant à la répartition des députés entre les départements, nous en donnerons trois cent soixante pour représenter le territoire, c'est-à-dire qu'il y aurait un député par chaque arrondissement de sous-préfecture. L'expérience a démontré qu'en assignant le nombre des députés par département, sans parler des arrondissements, il est impossible de parvenir à une exacte représentation du territoire; et, selon nous, c'est la plus importante à favoriser; nous n'hésitons pas même de lui sacrifier une partie des droits de la population et des richesses; car le territoire ne veut pas dire ici seulement le terrain, mais les rapports moraux qui résultent des localités. Les opinions des hommes et leurs intérêts sont à-peu-près les mêmes dans une même localité ; ainsi, dans un arrondissement qui n'a que quarante mille ames, comme dans celui qui renferme plus de cent mille ames, il suffit d'un seul député pour connaître et pour représenter ces opinions. Mais, comme les arrondissements ont été tracés précisément en raison des circonstances locales qui produisent cette identité d'opinions et d'intérêts, il s'ensuit qu'il doit nécessairement exister une différence plus ou moins grande dans la nature des opinions et des intérêts de chaque arrondissement; de-là résulte une nécessité indispensable de ménager à chaque arrondissement le moyen de se faire représenter à part.

Ce principe aurait besoin d'un très-petit nombre d'exceptions pour les départements dont la population est très-petite, et le nombre d'arrondissements considérable; tels sont les Hautes et Basses-Alpes, la Corse, la Lozère, les Pyrénées-Orientales. Il serait facile pour ces départements de réduire le nombre des députés, et de réunir deux arrondissements pour un député à élire. Quant aux départements du Nord, du Rhône, de la Seine, de la Seine-Inférieure, qui se verraient réduits à une proportion inférieure de députés, ils se trouveraient amplement dédommagés par la répartition qui serait faite des cent quarante députés restant, soixante-dix en raison de la population, et soixante-dix en raison des contributions directes.

Il faudrait en même temps pour que nos vues fussent complétement remplies, que le député de chaque arrondissement ne pût être élu que parmi les citoyens éligibles, domiciliés dans l'arrondissement. Cette mesure aurait encore bien d'autres avantages; elle donnerait beaucoup plus de vigueur à la responsabilité des mandataires envers leurs commettants, et localiserait les ambitions louables. Il est bien entendu que nous ne voulons ici parler que du domicile politique.

Nous n'avons pas besoin de revenir sur ce que nous avons dit de la nature des principes des députés.

Voyons maintenant à quels principes doit être

soumis le systême électoral, pour que la représentation des départements soit aussi parfaite qu'elle peut l'être.

Second principe. Tous les Français qui exercent le droit de citoyen actif, doivent immédiatement ou médiatement prendre part aux élections des députés des départements.

Il est bien certain que devant la nature et devant Dieu, les droits de tous les hommes sont les mêmes. Cette vérité ne peut être modifiée que par une autre qui n'est pas moins évidente : c'est que les hommes étant naturellement portés à vivre en société avec leurs semblables, il est aussi de droit naturel qu'ils fassent le sacrifice d'une certaine partie de ces droits mêmes à l'existence sociale. L'essentiel est de garder une certaine mesure, et de ne restreindre les droits des personnes, qu'autant qu'il le faut pour que ces droits cessent d'être nuisibles à la société, et qu'ils deviennent au contraire la cause de la prospérité et de la force d'une nation.

Les institutions politiques sont incomplètes, si elles ne tendent pas tout-à-la-fois à la force et à la conservation du corps social. Ainsi il faut prendre garde que l'esprit de conservation ne nous inspire un excès de prudence qui nous conduise jusqu'à la faiblesse, et que le desir d'avoir de la vigueur ne nous fasse inconsidérément développer des forces nuisibles et désordonnées : c'est toujours le juste milieu qu'il faut prendre.

Examinons sous ce double rapport l'état de nos lois. Elles ont conservé à tous les Français les mêmes droits civils. Ils ont tous les mêmes juges, et vivent sous l'égide d'une égale protection; mais il n'en a pas été de même de l'exercice des droits politiques, de ces droits sur la base desquels est fondée la conservation et la vigueur de notre monarchie. Il a fallu en exclure et les hommes dont la situation n'offre pas à la société les garanties de conservation dont elle a besoin, et ceux qu'aucun lien apparent ou moral n'attache à la société, et ceux qui se sont placés dans une sphère d'intérêts opposés à cette société même, et ceux enfin qui ne peuvent avoir que de l'indifférence pour la prospérité publique. Mais toutes ces exclusions n'ont jamais dû être considérées comme une règle, elle sont seulement une exception à la règle, qui veut que tous les hommes jouissent des mêmes droits.

Nos lois ont en conséquence déterminé que tout homme né et résidant en France qui, âgé de vingt-cinq ans, et payant une contribution directe, au moins égale à la valeur de trois journées de travail, s'est fait inscrire sur le registre civique de sa municipalité, est citoyen actif et jouit de l'exercice des droits politiques; que cette qualité de citoyen actif ne peut se perdre que par la naturalisation en pays étranger, par l'acceptation de fonctions ou de pensions offertes par un gouvernement étranger, et par la condamnation à des peines afflictives ou infamantes; qu'elle ne peut être suspendue que par l'état de débiteur failli ou d'héritier immédiat, détenteur à titre gratuit de la succession totale ou partielle d'un failli, ou par l'état de domestique à gage attaché au service de la personne ou du ménage; ou enfin par l'état d'interdiction judiciaire, d'accusation ou de contumace (1).

Pour ce qui est du droit d'élire, nos lois l'ont considéré de tout temps comme inhérent aux droits de cité ou aux droits de citoyen actif, tels que nous venons de les définir. Il ne faut pas oublier que dans les assemblées du champ de Mars et de Mai, rappelées dans la Charte, tous les *ingénus*, Francs ou Gaulois, c'est-à-dire, tous les Français jouissant alors des droits politiques, exerçaient le droit de présence et de vote individuel. Depuis, à mesure de l'émancipation des communes, tous les habitants d'une communauté furent admis à donner leur voix pour l'élection des députés du tiers-état aux états généraux du royaume. En 1560, *tous les habitants de la ville de Paris furent appelés au Châtelet pour concourir aux élections* (2). L'assemblée des notables de 1788, qui certainement n'était pas de nature à favoriser le tiers-état, puisque sur 152 membres, à-peine sept à huit étaient des personnes non-titrées ou non-nobles, l'assemblée des notables, après une recherche approfondie des anciens usages de la monarchie, ne proposa pas de mettre de restriction à ce droit.

Croit-on que ce soit sans motif que nos lois aient ainsi considéré de tous les temps le droit d'élire comme faisant partie inhérente des droits de citoyen? Non

(1) Loi du 14 septembre 1791 ou 22 frimaire an VIII, et art. 68 de la Charte.

(2) Mounier, États-généraux, p. 223.

certes, et il faut reconnaître qu'elles ont eu en vue, après avoir pris des mesures conservatrices en restreignant, par de certaines conditions, l'exercice des droits de citoyen, d'acquérir la force qui leur est nécessaire pour régir l'état, en recueillant et formant pour ainsi dire autour d'elles un faisceau de la puissance individuelle de chaque citoyen; et ici on sent que la tendance à restreindre pour conserver a été obligée de se mettre en harmonie avec la tendance à acquérir de la force.

Que propose-t-on aujourd'hui, en demandant dans divers projets qui ont été publiés sur le système électoral, tantôt que le droit d'élire ne soit attribué qu'aux citoyens actifs qui paient au moins 50 fr. de contrition directe, tantôt que ce droit d'élire ne soit conservé qu'à un nombre très-circonscrit des citoyens les plus imposés et à de certains fonctionnaires publics? C'est au fond établir plus ou moins entre les Français, une inégalité de droits solennellement proscrite et abolie par la Charte. C'est réduire la nation française à une portion de la nation française; c'est changer les députés des départements en députés d'une faible partie des départements; c'est mettre une masse formidable de citoyens français hors de la représentation nationale, et dans l'obligation de supporter toutes les charges publiques, sans être admis à les consentir; c'est dépouiller les lois d'une partie essentielle de la force nécessaire à leur autorité; et, comme une force quelconque, en demeurant sans application et sans équilibre, produit inévitablement des effets désordonnés, c'est donner naissance à des mouvements et à des troubles inattendus ; c'est s'imposer la nécessité de développer une partie des forces de l'état contre l'autre, et de faire souvent l'emploi de l'autorité pour le triomphe de l'injustice; telles sont les funestes conséquences de ces imprudentes restrictions.

Les malheurs de notre révolution ont répandu beaucoup de vaines terreurs à côté de beaucoup d'expérience. Il ne faut pas confondre ces malheurs avec le droit d'élire ; il ne faut pas détruire la représentation nationale, parce qu'elle a été pervertie pendant quelques années ; on ne peut prouver l'imperfection du principe par l'abus qu'on en a fait : ce serait s'exposer à en abuser encore.

Voudrait-on s'étayer de l'ignorance des classes inférieures des citoyens pour les exclure? Quelle raison ! Comme si l'intérêt n'était pas toujours sa propre lumière ! Comme si, lorsqu'on a tous les moyens d'instruire le peuple, on pourait l'accuser d'être ignorant, sans s'exposer à être soi-même accusé de spéculer sur son ignorance !

Mais aurait-on une arrière-pensée, et croirait-on encore à la possibilité de revenir, malgré la Charte, malgré le Roi, et malgré les mœurs, à certaines institutions anciennes que le temps a détruites ou modifiées ? Qu'il est amusant et tout-à-la-fois instructif de voir ces prôneurs du bon vieux temps s'égarer d'une manière si merveilleuse ! Comme si la législation ancienne admettait les restrictions qu'ils veulent établir ! Nous l'avons rappelée, et nous avons montré qu'elle établit le contraire.

Toutes les objections que l'on peut faire au principe que nous avons établi sont évidemment ou mal fondées ou mal intentionnées. Elles ne tendraient à rien moins qu'à renverser notre droit public ancien et moderne. Nous l'avons prouvé, et c'est d'après ce droit que nous établissons en principe que tous les Français jouissant de l'exercice des droits de citoyen actif, doivent immédiatement ou médiatement prendre part aux élections des départements. La règle est tout aussi politique que juste.

Il existe entre les élections et l'autorité des lois des rapports naturels qu'il y aurait le plus grand danger de pervertir. Restreindre la base des élections, c'est affaiblir l'autorité des lois; étendre la base des élections à tous les citoyens actifs, c'est donner aux lois toute la vigueur dont elles ont besoin pour veiller à la conservation et assurer la prospérité de l'état. Vingt-cinq millions de Français supposent environ quatre millions de citoyens actifs ayant droit d'élire. Quelle autorité suprême acquerront nos lois, si nous trouvons le moyen de les environner du consentement libre de quatre millions de citoyens! Et l'on voudrait renoncer à un si précieux résultat! Et pourquoi? parce que jusqu'à-présent le système électoral nécessaire pour que ces quatre millions de voix se fassent entendre, n'a point encore été établi comme il doit l'être : parce que, durant nos malheureuses révolutions, le système électoral a été sans cesse subordonné, tantôt aux intérêts de l'anarchie, tantôt aux intérêts du despotisme, et jamais aux principes qui régissent et assurent le bien public! Non, ne nous laissons décourager ni par les écarts des gouvernements populaires, ni par les artifices ingénieux que le despotisme a inventés pour attenter et donner la mort, pour ainsi dire, au droit d'élire, en créant des colléges électoraux à vie. Nous sommes arrivés au temps des récapitulations; nous pouvons regarder derrière nous, et profiter de toutes les fautes. L'expérience de toutes les supercheries, la lassitude de tous les excès, nous font éprouver une soif ardente de modération, de bonne foi, et de vérité; suivons enfin le cours de ces sources pures et bienfaisantes, qui seules peuvent nous guérir de tous les maux, dissiper toutes nos erreurs, et nous préparer des institutions durables.

Troisième principe. Le droit d'élire et le droit d'être élu doivent être gradués en raison de la propriété, et de façon que les citoyens en jouissent en proportion de la quotité des contributions directes qu'ils paient.

Nous avons déja vu qu'en politique la propriété donne à l'homme une des conditions nécessaires pour le faire admettre au rang des citoyens, et le faire jouir des droits qui dérivent de ce titre; l'augmentation graduelle de la cause doit établir nécessairement l'augmentation graduelle de l'effet. Plus un citoyen possède de biens, plus il supporte de charges, et plus il est attaché au maintien et à la conservation de la société. Il est donc juste et tout-à-la-fois politique, d'établir une différence dans les droits. Un citoyen qui paie 5,000 fr. de contributions, a droit d'exercer dans les élections une influence cent fois plus grande que celui qui n'en paie que 50. Ce principe est sans discussion; la justice le consacre autant que la politique; il ne peut y avoir de dissidence que dans la manière de l'appliquer.

Parcourons rapidement ce qui s'est pratiqué à ce sujet avant et pendant la révolution.

Une déclaration des états-généraux de 1483 constate l'usage de ce temps et des temps antérieurs. Cette déclaration annonce que l'élection des représentants de la nation était faite par les ecclésiastiques, les nobles, et le tiers-état, qu'un ordre du roi convoquait dans les bailliages ou sénéchaussées, *et qu'on admettait dans les assemblées tous ceux qui voulaient s'y rendre* (1). Mais les communautés tout entières ne pouvaient pas y aller figurer; elles y envoyaient des députés. Ce mode d'élection par bailliages a toujours subsisté. Les cités envoyaient d'abord directement aux états-généraux des députés pris dans leur sein, en qualité de bonnes villes; et elles *envoyaient en même temps un certain nombre d'autres députés pour concourir aux nominations des mandataires chargés de représenter aux états-généraux les prévôtés, les bailliages ou les sénéchaussées* (2). Aux états-généraux de 1614, les baillis et sénéchaux « furent chargés « par lettres du roi de convoquer au chef-lieu de « leur ressort tous ceux des trois états d'icelui, pour « conférer et communiquer, tant des remontrances, « plaintes et doléances, que des moyens et avis qu'ils « auront à proposer aux états-généraux, et ce fait, « élire et nommer un chacun d'entre eux de chacun

(1) États-généraux, p. 222, Mounier. (2) *Ibid.*

« ordre *tous personnages de suffisante intégrité* qu'ils « enverront auxdits états (1). » Enfin, en 1789, les élections se firent, comme par le passé, dans chaque bailliage ou sénéchaussée, sans qu'aucune disposition précisât quelles devaient être positivement les conditions pour élire et pour être élu (2). On voit donc que, jusqu'à cette époque, on connut bien deux sortes d'élections, l'une pratiquée dans les communes pour envoyer des députés aux assemblées électorales de bailliage, l'autre pratiquée dans les bailliages pour élire les députés aux états-généraux; mais on ignorait les moyens d'établir l'admission des citoyens dans ces deux degrés d'élections successives, selon une base et une condition déterminées par la propriété.

La loi de 1791, 14 septembre, proclame sur cette matière des distinctions salutaires. Le territoire avait été divisé alors en villes et en cantons ou arrondissements, composés d'un certain nombre de communes rurales. Ces villes et ces cantons avaient une administration centrale; on suivit au politique les mêmes démarcations qu'au civil, et l'on créa des assemblées primaires, dans les villes et dans les cantons ruraux. C'est dans les assemblées primaires que les citoyens actifs furent réunis pour donner leurs suffrages. Mais on établit entre la nation et ses mandataires un degré d'élection intermédiaire : on créa les assemblées électorales de départements. Les assemblées primaires n'élurent donc que des électeurs, et

(1) *Ibid.* p. 152, Mounier.

(2) Résultat du conseil du 27 septembre 1788.

ceux-ci élurent les députés; mais pour être électeur, il fallut réunir aux conditions nécessaires pour être citoyen actif, savoir :

« 1° Dans les villes au-dessus de 6,000 ames, « celle d'être propriétaire ou usufruitier d'un bien, « évalué sur les rôles de contribution à un revenu « égal à la valeur locale de 200 journées de travail, « ou d'être locataire d'une habitation évaluée sur les « mêmes rôles à un revenu égal à la valeur de 150 « journées de travail.

« 2° Dans les villes au-dessous de 6,000 ames « celle d'être propriétaire ou usufruitier d'un bien « évalué sur les rôles de contribution à un revenu « égal à la valeur locale de cent cinquante journées « de travail, ou d'être locataire d'une habitation éva- « luée sur les mêmes rôles à un revenu égal à la valeur « de cent journées de travail.

« 3° Et dans les campagnes, celle d'être proprié- « taire ou usufruitier d'un bien évalué sur les rôles « de contribution à un revenu égal à la valeur locale « de cent cinquante journées de travail, ou d'être « fermier ou métayer de biens évalués sur les mêmes « rôles à la valeur de quatre cents journées de travail.

« A l'égard de ceux qui pourraient être en même « temps propriétaires ou usufruitiers d'une part, et « locataires, fermiers ou métayers de l'autre, leurs fa- « cultés à ces divers titres devaient être cumulées « jusqu'au taux nécessaire pour établir l'éligibilité. »

L'influence des citoyens dans les élections fut donc proportionnée par ces mesures aux facultés de chaque citoyen, et ces facultés furent réglées relativement aux variations des rapports de la richesse dans les campagnes, dans les petites villes, et dans les grandes populations.

Quant aux conditions nécessaires pour être élu représentant de la nation, il n'en fut imposé aucune autre que celle d'être citoyen actif; distinction bien extraordinaire, et qui annonçait l'erreur dans laquelle on allait tomber. Car, au moment où nous avions commencé à trouver la trace du bien, la révolution vint nous la faire perdre.

A la fatale époque de 1793, le droit d'élire les représentants de la nation fut enlevé aux assemblées électorales de département, pour être confié exclusivement aux assemblées primaires. On perdit par-là l'influence salutaire de la propriété dans l'exercice des droits politiques; aussi le corps social fut-il complètement bouleversé; on s'imaginait dans ces temps cruels que les Français étaient des Grecs ou des Romains, à-peu-près avec autant de justesse que quelques personnes voudraient maintenant qu'ils fussent des Français du XIVe siècle. La propriété fut presque considérée comme une prérogative injuste et contraire à l'égalité naturelle que l'on s'obstinait follement à établir à la lettre, en renversant les institutions les unes sur les autres. Des principes vrais en eux-mêmes, considérés d'une manière absolue, devinrent funestes; on opposa la nature à la société, comme si la société n'était pas dans l'ordre même de la nature. Enfin, on ne voulut entendre à aucune de ces modifications qui font résulter des principes les plus opposés, l'harmonie du monde et la paix des sociétés humaines.

Quel cercle d'erreurs et d'affreuses vicissitudes ne nous a-t-il pas fallu parcourir pour rentrer dans la bonne route! Lorsqu'en 1795 on commença à sortir du chaos, on rendit aux assemblées électorales le droit d'élire les mandataires du peuple, et les assemblées primaires furent réduites à l'élection des membres des assemblées électorales; mais l'éligibilité ne fut réglée par aucune condition bien précise.

En 1799, les conditions d'éligibilité furent établies sur une base tout-à-fait nouvelle. On forma, par les suffrages des citoyens d'un arrondissement communal, une liste de confiance, contenant un nombre de noms égal au dixième du nombre des citoyens ayant droit d'y coopérer. Les citoyens compris sur cette première liste durent en former une seconde en désignant à cet effet un dixième d'entr'eux; ce fut la liste départementale. Enfin les citoyens compris sur la liste départementale formèrent une troisième liste, composée pareillement d'un dixième d'entre eux, et qui fut qualifiée de liste nationale. On dut élire sur la liste d'arrondissement les fonctionnaires de l'arrondissement; sur la liste départementale les fonctionnaires du département, et sur la liste nationale les fonctionnaires de l'état. Mais cette apparence de démocratie cachait les sourdes menées du despotisme. On voulut dérober sous le républicanisme la marche progressive du gouvernement absolu; les lois et les principes continuèrent encore à n'être qu'un étalage vain et perfide, au moyen duquel l'arbitraire fit ses dupes et ses victimes.

Il est curieux de suivre toute cette machination. On créa trois degrés dans l'élection. Les assemblées primaires, les colléges d'arrondissement, et les colléges de département. Les assemblées primaires élurent les électeurs d'arrondissement parmi les citoyens domiciliés dans l'arrondissement, et les électeurs de département, parmi les six cents plus fort imposés du département. Les colléges d'arrondissement choisirent des candidats pour le tribunat; ils élurent aussi, concurremment avec les colléges de département, les candidats au corps législatif : car les députés du peuple ne furent plus alors élus par le peuple, mais par un sénat élu lui-même par le chef du gouvernement. Les colléges de département élurent des candidats pour ce sénat conservateur, que l'on destinait sous-main à tout détruire. Ainsi voilà une apparence de représentation bien organisée, et la représentation bien anéantie. Ce n'est pas tout: les colléges électoraux furent formés d'électeurs à vie; ce qui anéantit de fait les assemblées primaires. Le chef du gouvernement fut autorisé à adjoindre aux colléges d'arrondissement dix membres, à ceux des départements vingt membres de son choix; par-là il se ménagea la faculté d'élire un jour les électeurs à la place du peuple. On marcha à grands pas vers l'accomplissement de ce plan. Les membres de la légion d'honneur devinrent de droit électeurs d'arrondissement, et les officiers, électeurs de département. Ils n'eurent besoin pour cela que d'un brevet d'un certain grand électeur qu'on avait institué comme pour recueillir par anticipation l'héritage du peuple. Le tribunat fut détruit; le corps législatif, déja muet et sourd, allait tomber; et, ce qu'il y a d'inconcevable, c'est que, tout en s'appliquant à faire des Français un peuple d'esclaves, on exigeait d'eux les efforts d'un peuple libre; et qu'on se flattait toujours de nous séduire par les apparences et les mensonges les plus grossiers. Mais le jour vint enfin où l'auteur de tout ce machiavelisme s'écria, en tombant lui-même : « J'ai attaqué les idées libérales, « et je meurs! Ce ne sont point les armées de la « coalition, ce sont les idées libérales qui me ren« versent! »

Mais il n'est pas mort tout entier; il nous a laissé les tristes débris de son influence; l'empreinte de ses institutions n'est pas encore totalement effacée; nous en voyons partout les traces, et surtout dans les vices de notre système électoral.

Nous avons pu remarquer cependant, dans le précis que nous venons de faire des vicissitudes que nous avons éprouvées dans cette partie de nos institutions, les dispositions qui méritent d'être sauvées du naufrage. Nous avons pu nous faire des idées justes, relativement aux divers degrés à établir dans les élections et dans l'éligibilité. Fidèles à notre méthode, nous ne voulons nous décider qu'en faveur des principes qui lient les temps anciens avec les temps modernes.

Ainsi nous établirons un premier degré d'élection qui comprendra tous les Français jouissant de leurs droits politiques. Ils se réuniront par communes, comme cela s'est pratiqué de toute antiquité.

Nous rassemblerons dans un second degré les électeurs choisis par les citoyens de chaque commune, et nous les chargerons d'élire à leur tour les députés des départements. Quant aux conditions requises pour être électeur, nous suivrons entièrement les sages dispositions de la loi de 1791. Il en résultera que les électeurs des grandes villes devront payer environ 300 fr. de contributions directes, et ceux des petites villes et des campagnes, environ 200 fr.

Enfin, nous ajouterons que pour être élu député, il sera nécessaire de payer 1000 fr. de contributions directes, ou bien, ce qui paraîtrait plus convenable, qu'il faudra, pour être éligible, faire partie de la liste des six cents plus imposés du département; car sans cela beaucoup de départements n'auraient pas un nombre suffisant de citoyens éligibles.

D'après ce systême, les quatre millions de citoyens jouissant en France de l'exercice des droits politiques contribueront à l'élection des députés, en choisissant dans chaque localité les électeurs qu'ils voudront prendre pour organes; à cet effet, la liste des citoyens susceptibles de devenir électeurs sera faite et rendue publique d'avance dans chaque commune. Quatre-vingt mille électeurs contribueront ensuite à l'élection de cinq cents députés pris parmi environ cinquante mille éligibles. L'influence dans l'élection et dans l'éligibilité sera proportionnée à la propriété, et on aura respecté, dans chaque localité, le rapport relatif des fortunes; ce qui est un point important : car, si au lieu de suivre un rapport relatif, on déterminait, par exemple, pour toutes les localités, qu'il faut 300 fr. de contributions pour être électeur, et 1000 fr. pour être député, on manquerait totalement le but, puisqu'il est de la nature des choses que le rapport des valeurs varie selon les localités.

Quatrième principe. Les degrés et les formes des élections doivent être réglés de telle sorte que la responsabilité des députés soit aussi claire et aussi précise que la délégation qu'ils reçoivent des commettants.

Si les commettants ne sentent pas qu'ils ont délégué leurs pouvoirs, si les députés oublient qu'ils sont responsables devant leurs commettants, il n'y a plus entre les députés et le peuple cette communication de pensées et d'opinions d'où résultent d'une part le sentiment des lois nécessaires, de l'autre l'obéissance aux lois proclamées.

Tout le mécanisme du système électoral doit donc tendre à faciliter cette communication mutuelle.

Instruisons-nous par les contraires, et tâchons de découvrir ce qui est bien par l'exemple de ce qui est mal. Que de vices n'avons-nous pas déjà remarqués dans les colléges électoraux tels qu'ils sont provisoirement conservés ! Les assemblées primaires les ont formés à vie, et ils existent depuis plus de onze ans ; on connaît depuis onze ans les modifications qu'ont éprouvées les opinions et les intérêts du peuple : comment des électeurs immuables peuvent-ils exprimer tant de changements ?

N'a-t-on pas d'ailleurs adjoint à ces colléges un nombre considérable d'électeurs, désignés simplement par l'autorité administrative sans l'intermission du peuple ? Cette introduction n'est-elle pas tout-à-fait contraire aux véritables principes de la représentation nationale ? n'est-elle pas subversive de notre droit public, et sont-ce les députés des préfets ou les députés des départements que la Charte demande ? Les colléges d'arrondissement, ne pouvant plus élire de tribuns, ont été chargés de proposer un certain nombre de candidats, parmi lesquels ou hors desquels les colléges de département choisissent ensuite les députés ; et ces colléges de département, organisés en partie pour élire des candidats au sénat, dans la plupart desquels siégent même encore des pairs de France, élisent les députés du peuple ! Quel contresens !

Nous souhaitons nous tromper, mais il est bien à craindre que d'éléments aussi opposés aux principes de la Charte et de nos anciens droits, il ne sorte jamais rien de favorable à la Charte.

En parlant avec tant de franchise, nous n'avons l'intention ni de fronder, ni d'innover ; nous savons trop que l'un et l'autre n'aboutissent à rien de bon, nous indiquons le mal simplement pour montrer combien il est pressant d'y porter remède ; et le remède n'est pas loin. Nous avons d'excellents éléments à côté de ces funestes débris, des éléments qui datent de cinq siècles, et dont la bonté nous est garantie par le temps et l'expérience. Revenons donc bien vîte à ces assemblées de communautés, à ces assemblées de bailliage qui subsistaient long-temps avant les états généraux de 1483, qui ont été consacrées par le résultat du conseil de 1788, et que l'assemblée constituante et le Roi n'ont fait que régulariser par la loi de 1791.

Voici tout notre système : il n'y aurait plus d'assemblée cantonale ; les assemblées primaires se tiendraient dans chaque commune et seraient composées de tous les citoyens actifs domiciliés dans la commune ; chaque assemblée choisirait, sur la liste des éligibles dont on a parlé, le nombre d'électeurs qui lui aurait été assigné selon la population, en raison d'un électeur par trois cents ames. Il y aurait dans chaque arrondissement, sauf les exceptions qu'on a indiquées, une assemblée électorale composée de cent trente à quatre cents électeurs choisis par les communes de l'arrondissement. Les assemblées électorales d'arrondissement seraient chargées de choisir les députés sur la liste des six cents plus fort imposés du département, en ayant soin qu'un député au moins ait son domicile politique dans l'arrondissement même.

Les avantages d'un pareil système sont inappréciables. La délégation du pouvoir est précise ; chaque commune sait pourquoi elle envoie ses électeurs, et tous les citoyens voient d'une manière évidente qu'ils contribuent, par l'intermédiaire de ces électeurs, au choix des députés.

La responsabilité est tout aussi manifeste, car les électeurs, en rentrant dans leurs communes, sont en présence de ceux qui les ont commis, et doivent leur rendre compte des motifs qui les ont guidés dans le choix des députés ; les députés plus attachés qu'auparavant à une certaine localité, s'appliqueront à remplir leur mission de manière à conserver, parmi leurs compatriotes, la considération et l'influence qu'ils ont acquises.

Ce système dérobe les élections à l'influence des chefs-lieux de département, et ce n'est pas le moindre des biens qu'il procure ; car il est notoire que lorsque toutes les élections s'effectuent au chef-lieu, il arrive qu'un grand nombre d'arrondissements et de villes importantes ne sont point représentés. D'ailleurs les chefs-lieux de département sont le centre de diverses cotteries ; la population en est nombreuse et facile à agiter dans le sens des intrigues. En y concentrant les élections, on ne peut guère espérer d'obtenir que la représentation des intérêts et des opinions de quatre-vingt-sept principales villes de France ; et on s'expose même à n'avoir que la représentation des cotteries qui existent dans ces villes. En 1790 on avait tellement prévu ce danger, qu'en créant les assemblées électorales de département, on décida que ces assemblées se tiendraient alternativement dans le chef-lieu des différents districts. Ce sera bien assez de conserver aux chefs-lieux des départements l'influence qu'ils exercent sur les arrondissements dont ils sont le centre.

Que deviendrait la représentation des communes rurales et des petites villes sans les élections par arrondissement ? Les trois quarts de la France n'en auraient point. Les arrondissements sont aujourd'hui à peu près ce que les bailliages étaient autrefois, si ce n'est qu'il y a maintenant beaucoup moins de disproportion dans leur population et leur étendue que dans la population et l'étendue des bailliages. Le bailliage de Dourdan, qui n'avait que sept mille quatre cent soixante-deux habitants, pouvait envoyer autant de députés que celui du Vermandois qui renfermait sept cent soixante-quatorze mille cinq cents ames. Aujourd'hui ces sortes de disproportions ont disparu; on a du reste prévu le cas où la population d'un arrondissement serait trop faible pour comporter l'élection d'un député.

Les députés nommés par les arrondissements seront les mandataires des départements et de la nation, comme les députés des bailliages, des sénéchaussées ou des prévôtés, étaient autrefois les mandataires des provinces et des trois ordres du royaume.

A la place de ces assemblées primaires cantonales, qui avaient été organisées à une époque où il existait réellement une administration centrale de canton, et où le canton avait une existence par lui-même, nous revenons aux assemblées primaires par communes. Les cantons ne sont plus que des êtres de raison, depuis que la loi de 1799 a rétabli une administration municipale distincte dans chaque ville, bourg ou village. Dans l'état des choses, maintenir des assemblées de canton, ce serait organiser les élections sur une base fictive, et vouloir qu'elles ne soient pas faites ou qu'elles se fassent mal; car, soit par paresse, soit par crainte, une partie des citoyens du canton se dispense d'aller dans une assemblée pour laquelle on est obligé de sortir de sa commune; n'est-ce pas d'ailleurs aller à la recherche des troubles, que de réunir ainsi les citoyens de communes différentes entre lesquelles il existe presque toujours des rivalités? Et en résultat, dans le cas où ces assemblées cantonales pourraient encore choisir les électeurs, quelle importance ceux-ci attacheraient-ils à bien remplir leur devoir, quand ils seront sûrs en rentrant chez eux de ne plus trouver aucune trace de l'assemblée qui les aura élus.

Il n'en sera pas de même si l'on place les assemblées primaires dans les communes. Les communes sont des corporations permanentes; elles sont toujours assemblées; tous les citoyens s'y connaissent et y sont unis par les mêmes intérêts. Les communes seules peuvent avoir une opinion et une suveillance politique; il faut donc leur ménager la faculté de l'exprimer.

Nous compterons aussi pour quelque chose un résultat certain de l'exécution de notre système; c'est cette fixation des ambitions dans chaque localité qu'on ne saurait trop favoriser. Des rapports d'utilité réciproque s'établiront entre les pauvres et les riches; ceux-ci voudront être choisis électeurs ou arriver à l'honneur d'être députés; ils seront dans l'obligation d'habiter dans leurs propriétés; ils auront besoin d'acquérir l'estime et la confiance de leurs concitoyens, et de traiter avec bienveillance tout ce qui les entoure; ils seront enfin obligés de rechercher les fonctions publiques pour le bien public, qui prendra le premier rang parmi leurs intérêts personnels.

L'ancienne monarchie était fondée sur l'esprit de famille et de corporation ; elle avait un ordre du clergé, un ordre de la noblesse, un tiers-état ; elle avait ses fiefs, ses chambres ecclésiastiques, ses parlements et ses états-généraux. Les campagnes étaient soumises à leurs seigneurs ; les villes prospéraient sous l'égide de leurs libertés ; les provinces s'énorgueillissaient de leurs droits et de leurs priviléges : l'état se composait de l'assemblage de tous ces corps épars et intermédiaires.

La nouvelle monarchie peut également avoir, sinon des corps, du moins des classes intermédiaires. Nous avons des citoyens, des électeurs, des éligibles ; c'est un ordre dans la notabilité. La chambre des députés et la chambre des pairs sont des pouvoirs intermédiaires ; si ce n'est plus l'esprit de corporation, ce sont les principes libéraux qui lient les diverses parties du corps social ; ce sont ces principes qui doivent présider à la régénération de l'esprit de famille de communes et de département. Il est aisé de s'apercevoir que le système électoral, tel que nous le proposons, ne peut que concourir d'une manière efficàce à ce grand résultat.

On remarquera sans doute encore que c'est au moyen d'un système électoral fondé sur ces principes, qu'une assez grande difficulté se trouve résolue, celle de mettre une institution démocratique en harmonie avec la monarchie. En effet, en replaçant derrière les barrières des communes les élections primaires, nous plaçons la démocratie là où elle peut exister, là où elle a existé sans danger depuis des siècles, et nous la rattachons à la monarchie par les classes intermédiaires de notabilité que nous avons déterminées, et qui marquent sans secousse et sans écart la transition d'un principe à l'autre.

Cinquième principe. « Les assemblées primaires et « les assemblées électorales doivent être organisées de « façon que les suffrages soient parfaitement libres, et « que l'ordre public ne soit jamais troublé. »

Rien de plus facile que de remplir cette double condition dans le système que nous venons d'exposer.

Chaque commune saura d'avance le nombre d'électeurs qu'elle a droit d'envoyer au collége d'arrondissement. Quand une commune aura moins de trois cents ames, et ne pourra par conséquent avoir un électeur entier, on la réunira à la commune voisine sous le rapport des élections. Dans une commune où le nombre des citoyens actifs s'élèvera au-dessus de mille cinquante, on divisera l'assemblée primaire en deux sections, l'une qui sera de six cents votants, l'autre de quatre cent cinquante. La même règle continuera à être appliquée à mesure que le nombre des votants augmentera : ainsi, dans la ville de Paris, qui renferme environ six cent mille ames, le nombre des citoyens actifs étant probablement de cent mille, l'assemblée primaire de cette capitale se composerait donc d'environ cent soixante-cinq sections de six cents votants. Les maires et les conseils municipaux auront la haute-main sur toutes les dispositions à prendre relativement à la tenue des assemblées primaires. Dans les communes où l'assemblée primaire n'aura point de section, le maire en sera président né ; à mesure qu'il se formera des sections, la présidence en sera confiée successivement, et par rang d'âge, à chaque conseiller municipal; si le nombre des sections s'élève au-delà du nombre des conseillers municipaux, le conseil présidé par le maire nommera, parmi les citoyens domiciliés dans la commune ayant les qualités requises pour être électeur, le nombre de présidents nécessaires. L'époque de l'ouverture et de la clôture des assemblées primaires sera déterminée par le Roi. Les dispositions de police seront prévues par le maire, assisté du conseil municipal. Les sections seront formées dans les grandes villes, par îles, par quartiers ou par arrondissements; elles ne pourront communiquer ni correspondre entre elles. La grande affaire des assemblées primaires se passera de cette manière en famille, et avec la plus entière liberté; le gouvernement n'aura pas plus à s'en mêler, qu'elles ne se mêleront du gouvernement; ce sera enfin comme autrefois, si ce n'est, qu'au lieu de voter par corporation, on votera par section et par quartier; et, en cas de tumulte, quelle est l'autorité plus propre que l'autorité municipale pour concilier les esprits et rétablir l'ordre parmi les citoyens?

Quand aux assemblées électorales, l'époque et la durée de leurs travaux seront également fixées par l'autorité souveraine. La nature des électeurs qui les composent, et leur nombre, qui ne serait jamais de plus de quatre cents, ne paraissent pas exiger de subdivision. Il est une question; c'est celle de la présidence. Nous pensons qu'elle doit être exercée de prime-abord par le doyen d'âge, et que la première opération de l'assemblée doit être d'élire celui de ses membres qui doit définitivement présider. Plus les choix seront libres, meilleurs ils seront. Les électeurs sont les représentants immédiats des intérêts et des opinions du peuple : quand ils ne seront pas gênés dans le choix des députés, ils prouveront par ces choix mêmes que les intérêts et les opinions du peuple s'accordent à merveille avec les prérogatives royales, telles que la Charte les a définies.

Enfin, il est bien entendu que les assemblées primaires et les assemblées électorales n'auront d'autre objet et d'autre droit que celui d'élire. Les citoyens, les électeurs s'y rendront pour y donner leurs suffrages, et rien de plus. Les assemblées primaires éliront : 1 les électeurs des assemblées électorales ; 2° les citoyens jugés capables d'exercer les fonctions de maire, d'adjoints et de conseillers municipaux, sur la liste desquels les sujets destinés à remplir ces fonctions devront être choisis, soit par le préfet, soit par le Roi, selon le cas. Cette liste sera renouvelée périodiquement ; et, pour y être porté, il faudra remplir les mêmes conditions que pour être électeur.

Les assemblées électorales éliront : 1° les députés des départements ; 2° les candidats pour les fonctions de membre de conseil général de département, de membre du conseil d'arrondissement, et de juge de paix.

Ces élections une fois faites, les assemblées seront dissoutes, et les électeurs rentreront dans la classe des citoyens susceptibles d'être élus électeurs. Quand à l'époque à laquelle les assemblées électorales doivent être formées, cela dépend des règles qui seront établies relativement à la dissolution et au renouvellement de la chambre des députés. De quelque manière que ce soit, ces règles ne changeront en rien les formes du système électoral qu'on propose. Cependant il serait à desirer que la chambre fût toujours renouvelée en masse, et que les assemblées primaires et électorales fussent convoquées à l'époque de chaque renouvellement, soit que l'expiration naturelle de la législature, soit que la dissolution extraordinaire de la chambre l'exigent.

Beaucoup d'autres questions touchent encore au système électoral. L'âge des députés donnerait lieu à quelques observations. Nous pensons qu'un citoyen est capable d'être élu député à l'âge où un pair acquiert voix délibérative; mais nous n'irons pas plus loin. Nous avons posé les principes, tout le reste peut se résoudre par les conséquences.

C'est de la Charte et de notre ancien droit public, que nous avons déduit les principes nécessaires pour mettre en harmonie notre système électoral avec notre gouvernement. Si, relativement au nombre des députés, à l'élection des présidents, et à quelques autres dispositions, nous avons cherché à prouver qu'il fallait admettre de certaines modifications, c'est dans l'esprit de la Charte même et pour atteindre le but qu'elle se propose.

BIBLIOTHÈQUE ROYALE

FIN.

www.ingramcontent.com/pod-product-compliance
Ingram Content Group UK Ltd.
Pitfield, Milton Keynes, MK11 3LW, UK
UKHW022144190726
13855UKWH00003B/1323